I0781361

Intervallfasten

Die besten Methoden für ein
intermittierendes Fasten

16 8 5 2 20 4 10in2

Gesund und schlank durch
Kurzzeitfasten

Buch ist bestens für Anfänger geeignet

©2018, Julia Kraft
2. Auflage
Alle Rechte vorbehalten.
Kein Teil aus diesem Buch darf in irgendeiner
Form ohne Genehmigung des Autors
reproduziert werden

Inhaltsverzeichnis

Vorwort

Als Erstes sei gesagt, dass das Intervallfasten auch unter dem Namen Intermittierendes Fasten oder auch Intermittent Fasting bekannt ist.

Falls Sie sich also ganz neu mit diesem Thema auseinandersetzen. In diesem Buch starten wir bei null und werden uns Schritt für Schritt durch die verschiedenen Methoden des Intervallfastens arbeiten, damit Sie erst einmal bestens aufgeklärt sind.

Damit Sie im Anschluss entscheiden können, welche Diätform bzw. Fastenmethode am besten für Sie umzusetzen ist.

Vorweg sei gesagt, dass es nun keine Form oder Methode gibt, die allein als Beste bekannt ist.

Gehen Sie auch bitte nicht mit dem Gedanken, in dieses Buch, die vermeintlich einfachste oder schwerste Methode auszuwählen, weil diese Auswahl normalerweise Ihren Charakter widerspiegelt.

Bedenken Sie, dass es bei der Wahl hauptsächlich um Ihren Alltag geht und inwiefern Sie täglich mit Arbeit, Kind, Hobbys o.ä. eingespannt sind.

Aber dazu mehr im Kapitel "*So finden Sie die richtige Fastenmethode für sich*".
Sie können sich ganz in Ruhe auf das Lesen einlassen und ohne Druck oder die Befürchtung schon beim Lesen, so aufmerksam lesen zu müssen, um sofort am Anfang die richtige Wahl zu treffen.

Wir werden, wie schon oben erwähnt, mit den Basics des Intervallfasten starten. Außerdem finden Sie in diesem Buch immer wieder wichtige Erkenntnisse der Wissenschaft und Hinweise auf erfolgreiche Studien zum Thema Intervallfasten.

Somit können Sie sich sicher fühlen, dass Sie dieser Form des Fastens Vertrauen können und das diese Fastenmethoden sogar das Zeug haben, um zu einer neuen Lebenseinstellung für Sie zu werden.

Aus meinem persönlichen Umfeld weiß ich, dass es viele Menschen genießen diese Fastenmethoden zu leben, denn Sie sind, je nachdem welche, mit sehr wenig bis gar keinem Sonderaufwand zu betreiben und man bekommt im Umkehrschluss einen gesünderen Körper und kann den ungeliebten Pfunden ganz einfach den Kampf ansagen.

Auch das sehr ungesunde Bauchfett, das viszerale Fett kann dadurch extrem verringert werden. Das viszerale Fett werde ich auch in einem Extrakapitel für Sie ansprechen, bevor es zu den Hauptkapiteln über die verschiedenen Diätformen/ Fastenmethoden geht.

Sie können bis dahin immer noch in Ruhe weiterlesen und Informationen über dieses Thema sammeln, denn nach diesen Kapiteln erörtern wir zusammen, welche Form des Intervallfastens am besten zu Ihnen passt. Kurz vorweg, dabei wird es um Alter, Gesundheitszustand und Zeitmanagement gehen.

<u>**Achtung:**</u> Sollten Sie in irgendeiner Weise vorbelastet sein, dann sollten Sie unbedingt nach dem Lesen dieses Buchs noch den Rat Ihres Hausarztes einholen, um Überraschungen zu vermeiden.

Nachdem wir dann Ihre Fastenmethode erörtert haben, erhalten Sie noch ein kleines Motivationstraining, dass Ihnen Kraft geben wird, diese Umstellung zu meistern.

Natürlich muss eine Umstellung nicht immer hart sein, aber der Mensch löst sich prinzipiell ungern von alten Gewohnheiten und kommt oft wieder zurück in alte Muster, wenn der erste Eigenmotivationsschub vergangen ist.

Nachdem Sie dann die Theorie von mir bekommen haben, werde ich Ihnen in den abschließenden Kapiteln noch die wichtigsten Praxisinformationen liefern, damit Sie wie ein Profi und allem was dazu nötig ist, Ihr Intervallfasten ausführen können.
Ich habe es mir zur Aufgabe gemacht, dass es Ihnen in diesem Buch an nichts fehlen wird.

Sie werden zusätzlich auch Tellerrandübergreifende Themen, wie die oben

angesprochene Motivation und einer zum
Intervallfasten passenden Landesküche
bekommen.

Genießen Sie nun dieses Buch.
Viel Spaß dabei!

Das ungesunde viszerale Fett

Als Viszeralfett bezeichnet man das Fett, das in der freien Bauchhöhle eingelagert ist.

Das sogenannte Bauchfett dient zum Teil auch zum mechanischen Schutz der inneren Organe. Es ist aber im Gegensatz zum Unterhautfettgewebe nicht direkt sichtbar. Ab einer größeren Menge des Bauchfetts kommt es aber zu einer sichtbaren Vergrößerung des Bauchvolumens.

Als Maß für das Viszeralfett dient also der Bauchumfang. Man misst den Bauchumfang nach folgenden Abläufen. Man misst zwei Finger breit oberhalb der Oberkante des Beckenkamms, über den Bauch hin zur anderen Seite.

Bei Frauen, die einen Umfang größer 79 cm haben und bei Männern größer 93 cm, besteht ein erhöhtes Risiko für

Herz-Kreislauf-Erkrankungen, Herzinfarkte,
Schlaganfälle und Diabetes mellitus Typ 2.
Bei Bauchumfängen von 88 cm bei Frauen und
102 cm bei Männern, gilt das Risiko sogar als
stark erhöht.

Deswegen ist auch der BMI seit 2012 nicht
mehr zeitgemäß oder uptodate.
Der neue Index wird BSI (*Body Shape Index*)
oder auch ABSI (*A Body Shape Index*)
genannt. Er zieht zusätzlich auch das
besonders schädliche Bauchfett in die
Berechnung mit ein und kann somit besser als
der BMI Gesundheitsrisiken prognostizieren.

<u>**BSI/ABSI:**</u>

Um den BSI/ABSI berechnen zu können,
benötigen Sie zuerst Ihren BMI.
Auf Grundlage des BMI wir dann weiter
gerechnet.
Sie benötigen zu Beginn der Rechnung
folgende Maße.

<u>Berechnung BMI:</u>

m= Körpermasse in Kg
l hoch2= Körpergröße in Meter

<u>Formel:</u>

BMI= m:l hoch2

<u>Beispiel:</u>

BMI= 68 Kg : (1,66 m x 1,66 m)
BMI= 68 Kg : 2,76 m^2
BMI= 24,64 kg/m^2

Kategorie	BMI kg/m^2
starkes Untergewicht	<16
Mäßiges Untergewicht	16 - < 17
Leichtes Untergewicht	17 - < 18,5
Normalgewicht	**18,5 - < 25**
Präadipositas	25 - <30
Adipositas Grad I	30 - <35
Adipositas Grad II	35 - <40
Adipositas Grad III	< 40

Berechnung BSI/ABSI:

Da die Selbstberechnung des BSI/ABSI sehr kompliziert ist, können Sie unter folgendem Link eine Berechnung nach Ihren Angaben durchführen.

https://endokrinologie.bayern/service/absi.html

(Schreiben Sie diesen Link in Ihren Browser)

Wenn der BSI über 0,083 liegt, geht man von einem erhöhten Risiko aus, bei einem Wert von 0,091 soll eine Verdopplung des relativen Risikos vorliegen.

Nochmals zum Verständnis. Das hier Angesprochene Viszeralfett ist nicht das sichtbare Fett, aber es ist das wichtigste Fett, wenn es um unsere Gesundheit geht. Denn gesund abnehmen und gesund sein und leben, ist das Hauptaugenmerk in diesem Buch bzw. des Intervallfastens.

Denn stupides Training an der Problemzone, bringt, wie wir schon wissen ja überhaupt nichts. Eine gesunde Mischung aus körperlicher Ertüchtigung und bewusster Ernährung ist der Schlüssel.

Deswegen sollte Ihr Bedürfnis, Hüftspeck und Bauchfett zu verlieren, ab jetzt bei Ihnen viel tiefer gehen als vielleicht nur der Wunsch, sexy in den Jeans auszusehen, oder großartig neben dem Partner auszusehen. Es ist auch mit Ihrer allgemeinen Gesundheit verbunden und birgt viele gefährliche Gesundheitsrisiken.

P.s. Eine der häufigsten Ursachen für den Hüftspeck und auch Oberschenkelfett, sind die Östrogene. Und ja Östrogene sind weibliche Geschlechtshormone und kommen nur im weiblichen Körper vor, deswegen sind es

wieder mal nur die Frauen, die davon betroffen
sind und nicht die Männer.

Der Östrogenspiegel ist von zahlreichen
metabolischen Faktoren abhängig und kann
beispielsweise mit Brokkoli und der Zufuhr von
Vitamin B6 und B12 sowie mit Folsäure im
Zaum gehalten werden.

Gesundheitsgefahren von Hüftfett und Bauchfett

Es gibt zwei Arten von Fett in Ihrem Körper, viszerale und subkutane. Subkutanes Fett ist das Fett, das zwischen Haut und Muskel gespeichert wird. Dies ist das Fett, welches es sich in der Regel auf Ihren Beinen und Ihrem Hintern breit macht. Viszerales Fett sammelt sich um die Organe an.

Viszerales Fett, das Fett im Bauchbereich, ist viel gefährlicher als subkutanes Fett und birgt viele Gesundheitsrisiken, wie Sie ja schon wissen. Die Forschung hat auch gezeigt, dass diese Art von Fett das Risiko eines vorzeitigen Todes erhöht.

Also, wenn die Figur technischen Vorteile vom Verlust der Hüftpolster nicht Ansporn genug für Sie sind, dann sollten es die gesundheitlichen Auswirkungen sein.

Viszerales Fett wird gebraucht für eine gesunde Körperfunktion, um Ihre Organe zu polstern.

Subkutanes Fett

Subkutanes Fett oder auch Subkutis genannt,
ist die untere Schicht der Haut
(Unterhautfettgewebe).
Dieses Fettgewebe dient als Energiespeicher
und Wärmeisolator.

Die Verteilung und Menge des Fetts ist
geschlechts- und ernährungsabhängig. Diese
Schicht kann mehrere Zentimeter groß werden.
Verstärkt in den Regionen am Bauch, Hüften,
Oberschenkel und Gesäß.

Bei Männern wird Fett hauptsächlich im Bauch
eingelagert. Nur das hier wieder das schlechte
viszerale Fett zum Einsatz kommt und nicht
das harmlose subkutane Fett.

Ganz anders als bei Frauen, hier wird
hauptsächlich subkutanes Fett eingelagert und
das leider überwiegend an den Hüften und
dem Gesäß.

Bestimmt wird die Form der Gesäßbacken und die Größe der weiblichen Brust im Wesentlichen durch das subkutane Fett.

Ergebnisse einer Studie an Mäusen hat gezeigt, dass man das subkutane Fett durchaus als gutes Fett bezeichnen kann. So haben amerikanische Forscher subkutanes Fett von Mäusen in den Bauchraum anderer Mäuse transplantiert. Die Empfängermäuse hatten nun zwar mehr Fett als zuvor, profitierten aber davon.

Die Insulin- und Zuckerwerte verbesserten sich rasch und nach einiger Zeit reduzierte sich sogar die Fetteinlagerung und das Körpergewicht.

Fettzellen unter der Haut haben offenbar ganz andere Eigenschaften, als diese die im Bauchraum sitzen, schlussfolgerten die Wissenschaftler. Die Ergebnisse zeigten, dass es auch gutes Fett gibt.

Ganz geklärt ist diese Erkenntnis jedoch noch nicht. Jetzt muss man noch herausfinden, wie der positive Effekt des subkutanen Fetts entsteht, so die Forscher.

<u>Was ist Intervallfasten und was ist das Besondere daran?</u>

Eigentlich ist der menschliche Organismus bereits seit Urzeiten auf Fastenzeiten programmiert. So gab es für unsere Vorfahren immer wieder Zeiten, in denen es Nahrung im Überfluss gab und Zeiten in denen „Mangel"

herrschte und gefastet wurde. Somit ist diese Methode auch seit Millionen von Jahren erprobt.

Was damals einfach so hingenommen werden musste und einen natürlichen „Gesundheitsschutz" für unseren Körper darstellte, mit Zeiten der Erholung und Regeneration, gibt es heute nicht mehr. Unser Körper, der heutzutage mit so viel unnatürlicher Kost, der Zivilisationskost und einer Überernährung leben muss, hat es nicht einfach.

Unser Körper hat diesen gesunden Ausgleich durch „Mangel" (Nahrungsknappheit) und das Essen von natürlichen Nahrungsmitteln nicht mehr und somit keine "natürlichen" Erholungszeiten.

Unser Körper weiß heutzutage nichts mehr von solchen „Notzeiten". Was einerseits auch gut ist, andererseits bleibt leider auch der damit verbundene gesunde "Fasten-Effekt" für unseren Körper aus. Denn ständig so viel zu essen, wie wir möchten oder können, ist eben nicht gesund.

Was ist nun das besondere des Intervallfastens?

Diese Methode des Fastens und die damit verbundene Umstellung zum ursprünglichen Essrhythmus, wird Ihnen helfen, Ihrem eigenen Körpergefühl (wieder) näherzukommen. Diese Fastenmethode ist im eigentlichen Sinne gar keine Methode, sondern ein natürlicher Bestandteil unserer Spezies seit sehr vielen Jahren.

Das Intervallfasten ist nichts anderes, als in vorgegebenen zeitlichen Abständen zu fasten und zu essen. Entweder stundenweise oder tageweise.

Es gibt Ihnen ein Zeitfenster vor, indem es sinnvoll ist zu essen und es eben sinnvoll ist, nichts zu essen. Eine perfekte Ergänzung zwischen einer normalen Ernährung und Nahrungsmittelentzug.

*Intervallfasten ändert nicht, wie viel oder was
Sie essen, sondern es verändert, wie oft und
wann Sie essen.*

Beim Intervallfasten können Sie im Grunde
genommen, essen was Sie wollen — es gibt
keine strengen Grenzen für Kohlenhydrate,
Fett oder andere Nährstoffe. Halten Sie sich
aber am besten, an Ihre bisherige Ernährung.
Alles, was Sie ändern werden, wenn Sie
beginnen, ist die Anzahl der Stunden, in denen
Sie essen und nicht essen.

Ein Intervallfasten ist einfacher und weniger
stressig für den Körper, als wenn man ein
langes, durchgängiges Fasten durchführen
würde, da der Körper kurze Fastenzeit mit
normaler Essenszeit abwechseln kann.

Das Gute am Intervallfasten ist, dass es eine
sehr große Bandbreite an verschiedenen
Methoden gibt, um für sich den besten
Essrhythmus im Alltag zu integrieren. Weiter ist
es sogar auch möglich, die verschiedenen
Fastenmethoden zu kombinieren und zu
variieren. Einer der wohl wichtigsten Aspekte

sind und bleiben natürlich die zu erwartenden
Resultate für Ihre Gesundheit.

Natürlich kann und darf ich Ihnen keine
gesundheitstechnischen Versprechen geben,
aber aus Studien und Selbstanwendung,
können folgende positive Auswirkungen
einhergehen.

➡ Entschlackung (Zellreparatur- & verjüngung wird gesteigert)

➡ Erhöhung des Stoffwechsels

➡ entzündungshemmend

➡ Erhöhung der Insulin-Sensitivität

➡ positive Auswirkungen auf Blutfettwerte, Blutdruck und Cholesterin

➡ höhere Lebenserwartung

➡ höhere Resistenz gegen oxidativen Stress

➡ positive Effekte bei Alzheimer und Multiple Sklerose und Krebs

➡ verbesserte Fettverbrennung

➡ verbesserter Muskelaufbau

Für wen ist Intervallfasten geeignet?

Die Methoden des zeitlichen Fastens sind für alle **gesunden Mensch** ohne chronische Vorerkrankung geeignet.

Ausnahmen sind heranwachsende Kinder und Menschen die schon ein hohes Lebensalter erreicht haben. Für die Leser, die sich nicht einem Alterszustand zuordnen können, beziehungsweise diese Angabe als zu weit umfassend finden, sollten das natürlich bevor sie fasten immer mit dem Hausarzt besprechen. Mit dem Segen vom Hausarzt lässt sich beruhigender Fasten.

Der Gang zum Arzt kann in allen Gesundheitszuständen und auch bei allen folgenden Erscheinungen gemacht werden, wenn Sie das Intervallfasten durchführen möchten.

Ein Niedriger Blutdruck, Schwangerschaft oder Stillzeit, gelten als ein kategorisches Ausschlusskriterium.

Hohe Vorsicht ist auch bei Stoffwechselerkrankungen und Essstörungen wie Bulimie geboten.

Die Fastenmethoden dienen dazu, Ihren Körper auf gesunde Weise zu stärken und als positiver Nebeneffekt das Gewicht zu regulieren.

Für untergewichtige Menschen bedeutet dies aber, wie jede andere Diät auch, eine Gefahr für den Körper und das Leben.

Ist Ihr Organismus bereits stark geschwächt durch eine Therapie, ist hier ebenfalls auch von einem Intervallfasten oder einer Diät im Allgemeinen strengstens abzuraten.

Die Autophagie

Wenn unsere Zellen sich selbst reinigen und die Abfälle entsorgen, nennt man diesen biochemischen Prozess Autophagie (Autophagozytose).

Es wird viel über diesen Vorgang geforscht, seit der Entdeckung der Autophagie durch den Zellbiologen Yoshinori Ohsumi, 2016, der dafür sogar den Nobelpreis für Medizin bekam.

Man hat herausgefunden, dass durch die Autophagie viele Stoffwechselvorgänge besser laufen, Entzündungen schneller abheilen und dass das Herz Kreislauf System gestärkt wird.

Außerdem hat man herausgefunden, dass die Autophagie auch den Alterungsprozess verlangsamen und Nervenzellen schützen kann.

Weiter haben Forscher entdeckt, dass das Intervallfasten die Autophagie verstärkt und dass nach einer Fastendauer von ca. 14-16 Stunden der Höhepunkt dafür erreicht wird.

Die Autophagie wird zusätzlich durch Bewegung gefördert, während Kalorien und eine zu kurze Fastenzeit diesen speziellen "Prozess" hemmen.

Mit diesem Wissen im Gepäck können wir nun zusammen die verschiedenen Fastenmethoden in Augenschein nehmen.

Die 16/8 und die 20/4 Methode

Die 16/8 Methode ist das beliebteste Fasten und die häufigste verwendete Methode des „Intermittent Fasting". Dabei wird 14 bis 16 Stunden gefastet, am besten mit keiner Kalorieneinnahme.

Nach dem Fasten kann dann am selben Tag im Zeitrahmen von 8 bis 10 Stunden gegessen werden. Auch wenn Sie durch den etwas verlängerten Nahrungsentzug einen großen Hunger entwickelt haben, versuchen Sie in normalen Portionen zu essen bzw. wie zuvor.

Diese Fastenmethode wird täglich durchgeführt. Je länger Sie dieses tägliche Ritual durchziehen, umso besser.

Bei der 20/4 Methode ist es ähnlich, nur dass hier die Fastendauer auf 20 Stunden verlängert wird. Dies ist die etwas verschärfte Version zur 16/8 Methode. Diese Methode wird oft verwendet, wenn man verstärkt auf das Abnehmen fixiert ist.

Da die 16/8 Methode relativ einfach durchzuführen ist, bedarf es bei der 20/4 Methode schon etwas Durchhaltevermögen und Disziplin.

Die 5/2 und 6/1 Methode

Diese Fastenmethode ist wie die 16/8 Methode einer der beliebtesten. Es wird dabei an 2 Tagen durchgängig gefastet mit wenig Kalorienzufuhr und an 5 Tagen in der Woche ganz normal gegessen.

Keine Angst, Sie müssen jetzt nicht die kompletten 2 Tage auf Nahrung verzichten. An den Fastentagen des Intervallfastens dürfen ca. 500-600 kcal eingenommen werden. Weiter unten werden Sie erfahren, dass dieser Richtwert sich auch noch erhöhen kann, bei richtiger Ernährung.

Auch diese Fastenmethode dient hauptsächlich zum Abnehmen. Es bedarf für die 2 Fastentage ein wenig „Willenskraft", aber schwer durchzuhalten ist es auch an diesen Tagen nicht, da man täglich 500-600 kcal zur Verfügung hat.

Die Erfahrungen haben gezeigt, dass es den Fastenden nicht schwerfiel, diese 2 Tage mit wenig Kalorien durchzuhalten.

Zum Einstieg in diese Form des tageweisen Fastens, empfehle ich Ihnen, erst einmal mit der einfacheren 6/1 Methode zu starten und nur an einem Tag der Woche zu fasten.

An welchem Tag bzw. an welchen Tagen in der Woche Sie fasten, ist ganz egal. Sie können sich für jede neue Woche die Tage erneut zurechtlegen.

Michael Mosley gilt als der Erfinder dieser Fastenmethode, in neuesten Berichten von Mosley, schreibt er, dass man mittlerweile auch großzügige 800 Kalorien an den "Fastentagen" zu sich nehmen darf.

Dabei sollte man aber bei jeder Nahrungsaufnahme die mediterrane Ernährungsweise befolgen.

Um Arteriosklerose und Herz-Kreislauferkrankungen vorzubeugen, empfehlen Ernährungswissenschaftler auch die mediterrane Küche. Viel Gemüse und Obst und kaltgepresstes Olivenöl statt Butter. Das hält auch das Herz gesund.

<u>Info</u>: Bevor es am Ende des Buchs zu den Rezepten geht, habe ich noch ein Kapitel über mediterrane Küche für Sie vorbereitet.

Die 10in2 Methode

Bernhard Ludwig hat diese Methode
entwickelt. Diese Diätform ist unter dem
Namen 10in2 Methode bekannt. Sie ist etwas
weniger bekannt, als die oben vorgestellten
16/8 und 5/2 Methoden.

Der Psychologe hat es sich zur Aufgabe
gemacht eine Diätform zu entwickeln, bei der
man essen darf, was man will, das aber nur
jeden 2. Tag.

Jetzt könnte man denken, diese Methode trägt
den Namen 10in2, weil man dadurch in 10
Tagen 2 Kilos abnimmt. Klingt gut und ist auch
durchaus realistisch, aber die Bedeutung ist
etwas komplizierter aufgebaut.

Natürlich geht es in erster Linie wieder um ein
zeitliches Fasten, bei dem an einem Tag
gegessen werden darf und am
darauffolgendem Tag gefastet wird.

Die Zahlen/Methode 10in2 setzt sich hierbei
folgendermaßen aus dem Tag des Fastens

und des Essens zusammen. Der Tag, an dem gegessen werden darf, bekommt die Zahl 1 zugeordnet.

Der Fastentag bekommt somit die Zahl 0 zugeordnet. Da das Ganze **"in 2 Tagen"** passiert, entschied sich Ludwig dafür diese Methode 10in2 zu nennen.
In 2 aufeinanderfolgenden Tagen wird also an einem Tag gegessen (1) und am anderen Tag gefastet (0).

Was nun speziell am Essenstag auf den Tisch kommt, können die Abnehmwilligen selbst entscheiden, es wird jedoch vielfach berichtet, dass sich schnell Appetit auf gesundes, nährstoff- und vitaminreiches Essen einstellt.

Am Tag des Fastens sind nur Wasser, Tee und Kaffee und höchstens noch Gemüsebrühe erlaubt.

Abends ist jedoch ein 1/8 Wein oder ein Bier 0,2L erlaubt.

Einblick in die Buchinger Methode

Hierbei handelt es sich um eine reine Trink Kur. Sie ist über 80 Jahre alt. Bevor man mit dieser Methode startet, sollte man sich selbst mit leichter Kost ein paar Tage darauf vorbereiten.

Nach einer kompletten Darmentleerung beginnt man für etwa fünf Tage mit dem eigentlichen Fasten. Über den Tag verteilt werden mindestens 2-3 Liter Flüssigkeit aufgenommen.

Morgens trinkt man Tee und mittags Gemüsebrühe oder Säfte. Nachmittags wieder Tee oder Wasser.

Gemüsebrühe und Obstsaft dienen am Abend dann als Mahlzeit. Es sollte aber nicht mehr als 500 kcal am Tag über Flüssigkeiten aufgenommen werden. Alles begleitet mit ein wenig Sport oder Yoga.

Nach dem Fasten wird das Fastenbrechen
eingeleitet, indem man einen Apfel isst mit
Gemüsebrühe. Danach kommen die
Aufbautage mit leichter Kost, Wechselduschen
und Bürstenmassagen.

So finden Sie die richtige Fastenmethode für sich

Wie am Anfang besprochen werde ich Ihnen noch dabei helfen, die für Sie und Ihren Alltag beste Methode zu wählen.

Als Erstes definieren Sie, ob Sie speziell abnehmen möchten oder mit Ihrem Gewicht größtenteils zufrieden sind. Da man diese Methoden nicht unbedingt zum Abnehmen benutzen muss, hat uns unter anderem die Autophagie gezeigt.

➡ zum besseren Abnehmen haben sich die Methoden 5/2, 6/1 oder 10in2 bewährt.
Sie sind etwas anspruchsvoller und müssen natürlich eingehalten werden, für gewünschte Ergebnisse.

➡ für den Einstieg empfehle ich aber die 16/8 Methode. Sie ist quasi im Schlaf umsetzbar und der Körper wird am sanftesten auf eine Veränderung eingestellt.

Natürlich kommt es auch auf das Durchhaltevermögen an, gerade am Anfang, wenn der Körper Nahrung verlangt.

Versuchen Sie sich vorzustellen, was Ihnen besser liegen würde.

➠Ein relativ kurzer Zeitraum ohne Nahrung und danach ein gewohntes Essen zu essen. (16/8 oder 20/4)

➠Ein Zeitraum über ein oder zwei ganzen Tagen, in dem Sie nur wenig essen dürfen. (5/2, 6/1 oder 10in2)

Wenn Sie nun schon eine Tendenz für eine Methode haben, sollten Sie jetzt noch über Ihren täglichen Tagesablauf nachdenken.

Können Sie es sich erlauben energie technisch und kraft technisch mit einer zeitlichen Unterernährung den Tag zu bewältigen. Dies gilt Hauptsächlich für die 20/4, 5/2, 6/1 oder 10in2 Methoden.

Das bedeutet, dass bei harter körperliche Arbeit oder immensen Stress nicht unbedingt einer der gerade erwähnten Methoden gewählt werden sollte.

Natürlich reagiert jeder Körper anders auf die Gegebenheiten in unserem Leben, deswegen versuchen Sie einfach mit einer Methode zu starten, die Ihnen nun am besten für Ihren Alltag und Ihren Körper erscheint.

Das Schöne ist, Sie können diese Methoden auch mischen. Das bedeutet, dass Sie an Tagen an denen Sie nicht viel um die Ohren haben oder große Anstrengungen machen müssen, einfach mal in die Methoden des tageweisen Fastens einsteigen können.

Ein anderes Beispiel wäre, wenn Sie die 16/8 Methode machen, aber nach 16 Stunden Fasten merken, Sie brauchen noch nichts zu essen, dann verlängern Sie einfach auf die 20/4 Methode.

Sie sehen, das Intervallfasten unterliegt keinen harten Gesetzen. Das Wichtigste ist, dass Sie sich wohlfühlen und wissen Sie tun Ihrem Körper und Ihnen selbst etwas Gutes.

Allgemeiner Ablauf in der Fastenzeit

Der Beginn und Einstieg in einen Fastentag unterliegt zwar keinen unumstößlichen Vorgaben, aber natürlich sollten Sie den geplanten Nahrungsverzicht sorgfältig einhalten und eine intensive Flüssigkeitszufuhr gilt dabei als oberste Pflicht, um Ihren Erfolg dabei nicht zu gefährden.

Morgens empfiehlt sich, die Einnahme eines ungesüßten Tees. Eine selbstgemachte Gemüse- oder Hühnersuppe zum Mittag füllt den Magen, ohne das erlaubte Kalorienkontingent zu verfehlen.

Gleichzeitig führt diese dem Körper wichtige Elektrolyten zu. Kleine Snacks zum Mittag oder Abend, in Form von Paprikastückchen, ein angebratenes Ei ohne Fett oder mit ein wenig kaltgepresstem Öl, dazu Knäckebrot. Eine klare Vorgabe für den Zeitpunkt der Einnahme gibt es nicht und erfolgt nach Ihrem eigenem Ermessen.

Derartige Snacks sollten aber auf 500 bis 600
kcal (max. 800 kcal) über den ganzen Tag
limitiert sein.

Ziel ist es, die Energiezufuhr auf etwa ein
Viertel des üblichen Bedarfs zu senken.

Darmreinigung

Genauso wie beim Buchinger Heilfasten, siehe oben beschrieben, ist es immer wichtig, dass man bei einem Fasten zu Beginn den Darm entleert.

Dann bekommt man beim Fasten nicht so ein großes Hungergefühl. Außerdem kommt es dann weniger (oder gar nicht) zu unangenehmen Problemen wie Kopfschmerzen oder Schwindel, etc., die bedingt durch die Ausscheidungen beim Fasten passieren.

Eine Darmspülung kann man ganz einfach zu Hause machen. Entweder mit einem Einlaufgerät oder mit einem Klistier.

Mit einem Klistier, wie man ihn auch für Babys benutzt geht es noch einfacher und schneller. So ein Klistier kann man sich bei der Apotheke besorgen. Gespült wird der Darm mit warmen Wasser. Wenn Sie noch etwas "Hilfreiches" wie Kräutermischungen, etc. ins Spülwasser

hineingeben wollen, können Sie dies natürlich
auch machen.

So eine Darmspülung ist nichts Schlimmes und
wer das erstmal gemacht hat, wird das
bestätigen.

Es ist wirklich sehr hilfreich und gut, wenn man
hin und wieder so eine Darmspülung macht.
Und besonders, wenn man ein Fasten beginnt.

Intervallfasten und Sport

Lange Zeit galt das Sporttreiben ohne ausgiebige Ernährung als nicht zielfördernd und schnell ermüdend.

Laut einer Studie des Kasseler Sportwissenschaftlers Professor Dr. Kuno Hotenrott, verbessern sich durch körperliche Anstrengung in Kombination mit Intervallfasten die Trainingsresultate beträchtlich.

Während den Fastentagen sollten Sie sich jedoch keiner übermäßigen Belastungen aussetzen. Ausdauer- und Kraftsport sollten nur mit ausreichender Kalorienversorgung durchgeführt werden.

Wenn Sie bei Ihrem gewohnten Training Probleme spüren oder es nicht wie gewohnt ausführen können, schalten Sie einen Gang herunter oder fragen Sie wiederum Ihren Arzt nach Rat.

Finden Sie Ihre Motivation

Dieses Buch soll Ihnen den Ruck und die Motivation geben, welche Sie brauchen, weil Sie es sich Wert sind.

Gesunde Motivation und Durchhaltevermögen, beinhaltet auch das Wissen um die eigenen Schwächen und Makel und einen positiven Umgang damit.

Setzen Sie sich nicht unter Druck und loben Sie sich selbst, sobald Sie einen Tag geschafft haben und für jeden weiteren Tag ebenfalls.

Belohnen Sie sich auch mal mit einem tollen und nicht alltäglichen Essen an den Tagen oder Stunden, an denen nicht gefastet wird.

Sie werden sehen, dass diese kleine Geste einen enormen Einfluss auf Ihre Motivation und sogar auf Ihr Selbstvertrauen hat.

Genauso, wie Lob von anderen Menschen ein positives Gefühl in uns hervorruft, funktioniert das auch mit uns selbst.

Noch besser funktioniert es durchzuhalten und nicht gleich wieder nach ein paar Tagen aufzuhören, wenn man es gemeinsam mit dem Partner oder mit der besten Freundin oder Freund macht.

So kann man Lob und Belohnung gemeinsam Erleben und kann sich gegenseitig stärken.

Seien Sie aber nicht zu hart zu sich selbst, wenn Sie es einmal versäumt haben durchzuhalten. Disziplin beim Intervallfasten ist nicht etwas was Sie wie einen Lichtschalter an- und ausschalten können. Es ist ein zeitlicher Prozess, den Sie mit der Zeit erlangen werden.

Manchen Menschen fällt dies leichter und manchen etwas schwerer, aber ich garantiere Ihnen, dass es von Tag zu Tag immer leichter wird.

Irgendwann geht es bei Ihnen als Gewohnheit über und Sie können Ihre gewählte Methode als neue Lebenseinstellung dauerhaft betreiben, für ein gesundes,, langes, positives, wundervolles, selbstbestimmtes Leben.

Ein kleiner Tipp noch, bevor Sie loslegen: Wenn Sie dieses Buch nur lesen, aber nicht aktiv „mitgehen", wird es Ihnen nicht die gewünschten Ergebnisse bescheren.

Ich wünsche Ihnen alles erdenklich Gute dabei!

Im Anschluss kommen nun noch die versprochenen Informationen zur mediterranen Küche und super leckeren Low Carb Rezepten unter anderem mit Kalorienangabe für jedes Gericht, damit Sie volle Kontrolle über Ihr Fasten behalten.

<u>Mediterrane Küche</u>

Zuerst einmal: die gesundheitlichen Vorteile der mediterranen Kost sind aller Rede wert.

Somit sollen unter anderem Fisch, Meeresfrüchte, Gemüse und Olivenöl das Herz, die Blutgefäße und das Hirn schützen.

Auch in zahlreichen Studien wurde bewiesen, dass diese Art der Ernährung die Arterien schützt und somit das Risiko vor Schlaganfällen und Herzinfarkten schützt.

Zusätzlich wird das Risiko gemindert, an Osteoporose, Diabetes, Alzheimer und an bestimmten Krebsarten zu erkranken. Natürlich kann aber nicht davon ausgegangen werden, dass dies auf jeden Menschen gleichermaßen zutrifft.

In Studien gibt es immer vereinzelte Fälle, an denen diese positiven Veränderungen festgestellt wurden. Es trifft also nicht immer und auf jeden zu.

Folgende Grundelemente der mediterranen Küche oder auch Landesküche der Mittelmmerregion genannt, sind typisch für diese:

➡ Olivenöl und Oliven (beim Öl auf kaltgepresstes achten)

➡ Knoblauch, Zwiebeln und Lauch

➡ frisches Gemüse u.a. Auberginen, Zucchini, Paprika und Tomaten

➡ Meeresfrüchte und Fisch

➡ Gewürze und Kräuter u.a. Rosmarin, Thymian, Koriander, Salbei, Fenchel, Kümmel, Oregano, Anis und Basilikum

➡ Helles Brot, Reis und Nudeln (**Achtung:** diese sollten aber beim Intervallfasten nicht unbedingt verzehrt werden)

➡ in einigen Ländern gibt es auch regelmäßig noch Rotwein zum Essen (Sie wissen ja, beim

Intervallfasten ist höchstens ⅛ L Wein und auch nur bei der 10in2 Methode erlaubt)

Tipp: *Versuchen Sie bei den kommenden Rezepten, die mediterranen Einflüsse mit einzubinden. Zum Beispiel, würzen und ergänzen Sie die Gerichte zusätzlich mit den oben genannten Zutaten.*

Low Carb Rezepte

Tipps bevor es zu den Gerichten geht

Tipp 1: Würzen Sie bei allen Gerichten erst mit Salz, bevor Sie das Gericht verzehren, sonst zieht das Salz Flüssigkeiten aus den Zutaten und es schmeckt nicht mehr wie frisch gekocht.

Tipp 2: Knoblauch immer am Ende dem Gericht beifügen oder höchstens kurz mit in die Pfanne geben. Wird Knoblauch zu stark erhitzt, kann er bitter werden.

Tipp 3: Würzen Sie vor dem Anbraten von Fleisch mit Pfeffer, da durch die Hitze beim Anbraten der Pfeffer leckere Röstaromen entwickelt.

Tipp 4: Richtig salzen. Da Salz sich gerne an einzelne Zutaten anheftet und auch durch Rühren sich nicht verteilen lässt, ist es wichtig aus einer gewissen Höhe zu salzen.

Tipp 5: Ist Ihre Sauce zu dünn geworden legen Sie einfach eine Lasagne-Platte in den Topf. Die Flüssigkeit wird aufgesaugt, ohne den Geschmack zu verändern.

Tipp 6: Beim Auspressen von Früchten hilft Ihnen dieser Tipp für mehr Saft. Legen Sie die Frucht 10 Minuten in heißes Wasser, rollen Sie danach die Frucht über den Tisch und pressen Sie anschließend die Frucht.

Tipp 7: Eier immer auf einer flachen Oberfläche aufschlagen anstatt am Rand der Pfanne oder der Schüssel. So vermeiden Sie, dass Splitter der Schale im Essen landen.

Tipp 8: Um dem Essen den letzten Pfiff zu geben, versuchen Sie mal ein paar Spritzer Zitrone dazu zu geben. Das kitzelt die Aromen heraus.

Tipp 9: Besonders knusprige Haut beim Brathähnchen. Würzen Sie das Hähnchen mit Salz und lassen es ein paar Stunden ziehen. Der Haut wird so Wasser entzogen, was die Hähnchenhaut besonders knusprig werden lässt.

Tipp 10: Wenn Sie eine Avocado inzwei schneiden und nur eine Hälfte benötigen, dann bewahren Sie die Hälfte mit Kern auf. Dadurch wird sie nicht so schnell braun und hält somit länger.

Tipp 11: Benutzen Sie Xucker anstatt Zucker. Xucker gehört auch zu den Süßungsmittel, ist aber wesentlich besser für Low Carb Gerichte geeignet als normaler Zucker.

Viel Spaß und viel Erfolg mit den folgenden Rezepten!

Schweinefilet mit grünem Spargel

Menge: *1 Portion*

Gesamtzeit: *25 Minuten*

Zutaten

Schweinefilet | 136 Gramm

Grüner Spargel| 100 Gramm

Knoblauchzehe | Anzahl 1

Salz & Pfeffer | Nach Belieben

Safran | 1 Messerspitze

Butter | 2 EL

Schalotte | Anzahl 1

Koriander | 1 EL gehackt

Brühe | 50ml

* 207,2 kcal

* 6,6g Kohlenhydrate

* 33g Eiweiß

* 7,1g Fett

Zubereitung

Schneiden Sie das Schweinefilet in gleichgroße Medaillons und Würzen Sie diese beidseitig mit Pfeffer. Braten Sie diese nun scharf und lassen Sie die Medaillons für 15 Minuten bei 100° Celsius im Ofen ziehen.

In der Zwischenzeit den grünen Spargel für 5 Minuten in kochendem Salzwasser bissfest ziehen lassen. Danach den Spargel herausnehmen und das Wasser ausschütten.

Nun die Schalotte und den Knoblauch klein schneiden und in Butter glasig anschwitzen. Die Brühe dazugeben und den Safran dazu mischen. Den Spargel klein schneiden, dazugeben und gar ziehen lassen.

Mit Koriander bestreuen und nach Belieben mit Pfeffer Würzen. Fertig!

Spezielle Informationen

Für eine schnellere Zubereitung können Sie die Medaillons komplett in der Pfanne anbraten und den Spargel direkt im Wasser gar ziehen lassen. Die Butter darüber und mit Pfeffer würzen. Die anderen Zutaten nach Belieben weglassen oder verwenden, es muss ja schließlich auch manchmal einfach und schnell gehen!

Hühnerbrust mit grünen Bohnen in Pfefferrahmsauce

Menge: *1 Portion*

Gesamtzeit: *27 Minuten*

Zutaten

Hühnerbrust | 130 Gramm

Grüne Bohnen| 100 Gramm

Zwiebel | Anzahl ½

Salz & Pfeffer | Nach Belieben

Sahne | 50 Milliliter

Brühe | 50 Milliliter

Frische Pfefferkörner | 1 Esslöffel

Speck | 2 Scheiben

Knoblauchzehe | Anzahl 1

- 323 kcal

- 9,5g Kohlenhydrate

- 45g Eiweiß

- 10,7g Fett

Zubereitung

Öl in die Pfanne geben. Die Hühnerbrust beidseitig mit Pfeffer würzen und 3-4 Minuten von jeder Seite anbraten. Danach für ca. 15 Minuten bei 120° Celsius im Ofen fertig garen lassen.

Die Zwiebel und den Speck klein schneiden und anrösten. Mit der Brühe aufgießen und die Pfefferkörner und die Sahne dazugeben. Kurz aufkochen lassen und danach beiseite stellen.

Die Bohnen von den harten Enden befreien und die Fasern abziehen. Im Wasser kurz blanchieren und danach halbieren.

Vor dem Essen Sauce und Bohnen noch mit Salz und Pfeffer vollenden den kleingeschnittenen Knoblauch darüber streuen und fertig!

Spezielle Informationen

Für eine schnellere Zubereitung kann die Hühnerbrust auch komplett in der Pfanne durchgebraten werden.

Gefülltes Putenschnitzel mit Tomate und Mozzarella

Menge: *1 Portion*

Gesamtzeit: *20 Minuten*

Zutaten

Putenschnitzel | 150 Gramm

Mozzarella| ½ Kugel

Tomate | Anzahl ½

Salz & Pfeffer | Nach Belieben

Basilikumblatt | Anzahl 2

Sojaöl | 2 Scheiben

Knoblauchzehe | Anzahl 1

- 298 kcal

- 1,5g Kohlenhydrate

- 43,7 g Eiweiß

- 12,9g Fett

Zubereitung

Als Erstes das Putenschnitzel dünn klopfen.
Dann die Tomaten und den Mozzarella in
dünne Scheiben schneiden und auf einer
Hälfte des Putenschnitzels abwechselnd
belegen. Darauf dann noch die Basilikum
blätter legen und dann das Schnitzel
zuklappen. Damit das Schnitzel geschlossen
bleibt an beiden Enden mit einem Zahnstocher
fixieren.

*Ist kein Zahnstocher zur Hand, kann auch ein
glatter (fusselfreier) Faden benutzt werden.*

Danach das Putenschnitzel mit der Sojasauce
bestreichen und mit Pfeffer würzen, danach in

etwas Öl anbraten und im Ofen bei 150°
Celsius fertig garen lassen. Zuletzt noch den
kleingeschnittenen Knoblauch dazugeben und
vor dem Verzehr mit Salz und Pfeffer nach
Belieben fertig würzen.

Sollte ein Faden zur Fixierung verwendet
worden sein, diesen vor dem Servieren
entfernen.

Spezielle Informationen

Für eine schnellere Zubereitung kann das
Putenschnitzel auch direkt in der Pfanne
durchgebraten werden.

Kürbisbrot (Low Carb)

Menge: *2 Portionen*

Gesamtzeit: *8 Minuten*

Zutaten

Hokkaido Kürbis | 50 Gramm

Joghurt | 40 Gramm

Mandelmehl (weiß) | 20 Gramm

Milch | 20 Milliliter

Kürbiskerne | 20 Gramm

Backpulver | ½ Teelöffel

Salz | Nach Belieben

* 176 kcal

* 4,1g Kohlenhydrate

* 14,5g Eiweiß

* 10,6g Fett

Zubereitung

Verquirlen Sie das Ei mit der Milch und dem Joghurt. Nun den geraspelten Hokkaido Kürbis, das Mandelmehl, das Backpulver und das Salz dazugeben und alles zu einem glatten Teig verrühren. Die Kürbiskerne unterheben. Fetten Sie jetzt zwei mikrowellengeeignete Schälchen ein. Auf diesen wird nun der Brotteig gleichmäßig verteilt und bei ungefähr 800 Watt für 3 min in einer Mikrowelle erhitzt.

Spezielle Informationen

Zum Einfetten der Schälchen eignet sich Backtrennspray am besten.

Ofen-Gemüse mit Hühnchen

Menge: *1 Portion*

Gesamtzeit: *20-25 Minuten*

Zutaten

Rote Zwiebel | Anzahl 1/2

Paprika | Anzahl 1

Hähnchenbrust | 150 Gramm

Brokkoli | 200 Gramm

Olivenöl| 1 Esslöffel

Rosmarin | 1 Teelöffel

Schalotte | Anzahl 1

Salz und Pfeffer | Nach Belieben

◆ 351 kcal

◆ 13g Kohlenhydrate

◆ 44g Eiweiß

◆ 14g Fett

Zubereitung

Ihren Ofen müssen Sie auf 230 Grad vorheizen. Schälen Sie die Zwiebel und zerkleinern Sie sie grob. Paprika und Hähnchenbrust in Würfel schneiden, Brokkoli röschen zerteilen und alles in eine Auflaufform füllen. Mit dem Olivenöl und den Gewürzen verfeinern und ungefähr 15-20 min im Ofen garen.

Thunfischsalat

Menge: *1 Portion*

Gesamtzeit: *10 Minuten*

Zutaten

Knoblauch | 1 Zehe

Zwiebel | Anzahl 1/4

Paprika | Anzahl 1/2

Radieschen | Anzahl 2 1/2

Orange | Anzahl 1

Thunfisch | 1/2 Dose

Petersilie | 1/2 Bund

Apfelessig | ½ Esslöffel

Olivenöl | 1 ½ Esslöffel

Salz und Pfeffer | Nach Belieben

* 365 kcal

* 20g Kohlenhydrate

* 24g Eiweiß

* 21g Fett

Zubereitung

Die Paprika waschen, entkernen und würfeln.
Den Knoblauch fein hacken. Die Zwiebel
schälen und ebenfalls in kleine Würfel
schneiden. Die Radieschen werden
gewaschen, geputzt und in Scheiben
geschnitten. Außerdem die Orangen schälen
und filetieren. Danach die Petersilie waschen
und hacken. In einem Sieb den Thunfisch
abtropfen lassen. Anschließend das alle mit
dem Essig und dem Olivenöl in einer Schüssel
vermischen und mit Salz und Pfeffer
abschmecken.

Hackfleischpfanne

Menge: *1 Portion*

Gesamtzeit: *20-25 Minuten*

Zutaten

Hackfleisch | 250 Gramm

Fetakäse | 100 Gramm

Tomaten | 250 Gramm

Paprika grün und gelb | jeweils 1/2

Knoblauch | 1 Zehe

Zwiebel | ½

Thymian | Nach Bedarf

Oregano | Nach Belieben

Salz und Pfeffer | Nach Belieben

- 697 kcal

- 18,6 g Kohlenhydrate

- 74,9 g Eiweiß

- 63,8 g Fett

Zubereitung

Hacken Sie die Knoblauchzehe und die Zwiebel klein. Die Paprika wird in mundgerechte Stücke geschnitten und anschließend beiseite gestellt. Danach das Hackfleisch zusammen mit der Zwiebel anbraten und mit dem Salz und dem Pfeffer würzen. Anschließend auch den Knoblauch und die Paprika dazugeben und diese kurz mitbraten. Dazu werden nun die passierten Tomaten hinzugefügt und alles wird miteinander verrührt. Den Feta klein schneiden und hinzugeben. Das Gericht mit Oregano, Thymian, Salz und Pfeffer abschmecken. Fertig!

Spezielle Informationen

Wenn es mal schnell gehen muss, einfach das Hackfleisch, die Zwiebel, den Knoblauch und die Paprika direkt zusammen anbraten.

Omelett mit Käse

Menge: *1 Portion*

Gesamtzeit: *18 Minuten*

Zutaten

Eier | 2

Schnittlauchröllchen | 2 Esslöffel

Knochlauch | 1 Zehe

Bergkäse (geraspelt) | 2 Esslöffel

Zitronensaft | ½ Teelöffel

Butter | 1 Teelöffel

Tomatenstückchen | Nach Belieben

Muskat | Nach Belieben

Salz und Pfeffer | Nach Belieben

- 460 kcal

- 1,7g Kohlenhydrate

- 30,5g Eiweiß

- 36,5 g Fett

Zubereitung

Die Eier mit Muskat, Salz, Pfeffer und dem Zitronensaft verquirlen. Geben Sie etwas Butter in eine beschichtete Pfanne, geben Sie in diese die Eimasse und das Omelett bei geringer bis mittlerer Hitze ausbraten.

Die obere Seite des Omelettes wird mit dem Bergkäse bestreut, sobald sie fest geworden ist. Nach dem Bestreuen die Pfanne von der Herdplatte nehmen. Zum Schluss das Omelett nur noch auf einem Teller servieren.

Spezielle Informationen

Damit das Omelett nicht so leicht anbrennt die
Pfanne beim Braten leicht hin- und her
bewegen.

Rinderfilet

Menge: *1 Portion*

Gesamtzeit: *25 Minuten*

Zutaten

Rinderfilet | 125 Gramm

Rapsöl | 1 Teelöffel

Gemüsebrühe | 2 Esslöffel

Kopfsalatherzen | 200 Gramm

Cocktailtomaten | 50 Gramm

Butter | 2 Esslöffel

Naturjoghurt | 40 Gramm

Chiliflakes | Nach Belieben

Weißweinesseig | 1 Teelöffel

Kapern | 10 Gramm

Parmesan (gerieben) | 10 Gramm

Schnittlauchröllchen | 1 Teelöffel

Salz und Pfeffer | Nach Belieben

◈ 320 kcal

◈ 6g Kohlenhydrate

◈ 36g Eiweiß

◈ 15 g Fett

Zubereitung

Den Backofen auf 100 Grad vorheizen. Nun das Ofengitter mit einer Fettfangschale darunter auf die mittlere Schiene schieben. Die Filets werden mit Salz und Pfeffer gewürzt und mit Öl in einer Pfanne auf beiden Seiten scharf angebraten. Anschließend die Filets im Ofen für 15-20 Minuten gar ziehen lassen.

Die Kopfsalatherzen waschen, putzen, trocknen und längs vierteln. Diese jetzt in der noch heißen Pfanne für 2 Minuten rundum braten. Geben Sie danach die Brühe hinzu und lassen Sie die Herzen darin für weitere 2 Minuten garen. Mit den Chiliflakes, Salz und Pfeffer würzen.

Die Tomaten werden gewaschen und halbiert. Joghurt, Parmesan und Essig verrühren und ebenfalls mit Salz und Pfeffer würzen.

Schneiden Sie die Rinderfilets dünn auf und servieren Sie sie zusammen mit den Tomaten und den Kopfsalatherzen auf einem Teller. Zum Schluss nur noch Dressing dazugeben und alles mit dem Schnittlauch und den Kapern bestreuen.

Spezielle Informationen

Tipp zum schnelleren Zubereiten: Waschen Sie alles, was gewaschen werden muss gleichzeitig und verfahren Sie mit dem Würzen ebenso. Das spart etwas Zeit.

Omelett mit Ricotta

Menge: *1 Portion*

Gesamtzeit: *15 Minuten*

Zutaten

Eier | 4 Stück

Minze | 5 Stiele

Ricotta | 80 Gramm

Rapsöl | 1 Esslöffel

Salz und Pfeffer | Nach Belieben

◆ 522 kcal

◆ 7,9 g Kohlenhydrate

◆ 32,6g Eiweiß

◆ 40,1 g Fett

Die Eier verquirlen und mit Salz und Pfeffer würzen. Die Minze waschen, trocknen, fein hacken und mit dem Ricotta vermischen. Stellen Sie 2 Esslöffel dieser Mischung zur Seite und verrühren Sie den Rest mit den Eiern. Öl in einer Pfanne erhitzen.

Die Mischung in die Pfanne geben und bei mittlerer Hitze für ca. 10 Minuten stocken lassen. Zum Schluss nur noch die übrig gebliebene Mischung aus Minze und Ricotta drüber geben und servieren.

Salat mit Sellerie und Fenchel

Menge: *1 Portion*

Gesamtzeit: *15 Minuten*

Zutaten

Knollensellerie | 150 Gramm

Staudensellerie | 1 Stange

Frühlingszwiebel | 1 Stange

Fenchel | 100 Gramm

Olivenöl | 2 Esslöffel

Petersilie | 3 Gramm

Honig | 1 Teelöffel

Zitronensaft | 1 Esslöffel

Salatkern-Mix | 1 Esslöffel

Salz und Pfeffer | Nach Belieben

* 281 kcal

* 18,1g Kohlenhydrate

* 4,6 g Eiweiß

* 19,1 g Fett

Zubereitung

Den Stangensellerie waschen und in feine
Scheiben schneiden, die Petersilie und die
Frühlingszwiebel waschen und hacken.
Schneiden Sie den Fenchel in dünne Streifen,
schälen Sie den Knollensellerie und raspeln
Sie ihn grob. Alles in einer Schüssel
miteinander vermengen. Für das Dressing wird
das Olivenöl zusammen mit dem Zitronensaft
und dem Honig verrührt. Mit Salz und Pfeffer
würzen und über den Salat geben. Diesen für
30 Minuten ziehen lassen. Zum Schluss nur

noch den Salatkern-Mix drüber streuen und
servieren.

Spezielle Informationen

Waschen Sie alles, was gewaschen werden
muss gleichzeitig, um Zeit zu sparen.

Garnelen mit Lauch

Menge: *1 Portion*

Gesamtzeit: *20 Minuten*

Zutaten

Lauch | 1 Stange

Knoblauch | 1 Zehe

Schnittlauch | 3 Gramm

Zwiebel | 30 Gramm

Garnelen | 80 Gramm

Gemüsefond | 100 Milliliter

Rapsöl | ½ Esslöffel

Kochsahne | 50 Milliliter

Orangensaft | 50 Milliliter

Crème Fraîche | 1 Esslöffel

Chiliflocken | Nach Belieben

Salz und Pfeffer | Nach Belieben

- 296 kcal

- 17,6 g Kohlenhydrate

- 16,3 g Eiweiß

- 16,8 g Fett

Zubereitung

Lauch putzen und in Ringe schneiden, Knoblauch und Zwiebel fein hacken. Öl in einer Pfanne erhitzen und die Garnelen darin ca. 3 Minuten lang rundum braten. Würzen Sie die Garnelen mit Salz und Pfeffer und nehmen Sie sie aus der Pfanne. Jetzt werden Zwiebel und Knoblauch im Bratfett angedünstet.

Orangensaft und Gemüsefond in die Pfanne gießen und etwa 5 Minuten einkochen lassen. Die Sahne und das Crème Fraîche dazu

rühren und mit dem Salz, dem Pfeffer und den
Chiliflocken würzen.

Jetzt kommt der Lauch in die Pfanne und wird
5 Minuten leicht köcheln gelassen. Hacken Sie
den Schnittlauch und rühren Sie ihn ein. Zum
Schluss nur noch die Garnelen wieder
hinzufügen und kurz erwärmen.

Pfannkuchen mit Mandeln

Menge: *1 Portion*

Gesamtzeit: *15 Minuten*

Zutaten

Eier | Anzahl 2

Butter | 2 Teelöffel

Mandeln (gemahlen) | 1 ½ Esslöffel

Zimt | 0,5 Teelöffel

Mineralwasser | 2 Esslöffel

Puderxucker | 1 Teelöffel

Salz | Nach Belieben

◆ 512 kcal

- ◈ 5,8 g Kohlenhydrate

- ◈ 18,2 g Eiweiß

- ◈ 45,9 g Fett

Zubereitung

Eier, Mandeln, Zimt und Salz in eine Schüssel
geben. Nun 1 Teelöffel Butter schmelzen,
hinzufügen und umrühren. Als Nächstes das
Mineralwasser unterrühren. Die restliche Butter
wird in der Pfanne erhitzt, damit nacheinander
2 Pfannkuchen darin gebacken werden
können. Zum Schluss nur noch mit dem
Puderxucker bestreuen.

Spezielle Informationen

Diverse Obstsorten passen auch sehr gut zu
den Pfannkuchen. Einfach das gewünschte
Obst zusammen mit dem Puderxucker auf die
Pfannkuchen geben.

Aufgespießte Garnelen

Menge: *1 Portion*

Gesamtzeit: *15 Minuten*

Zutaten

Geschälte Riesengarnelen | 200 Gramm

Knoblauch | 1 Zehe

Ingwer | 3 Gramm

Zitrone | 1/2

Olivenöl | 4 Esslöffel

Kurkuma | 1 Teelöffel

Salz und Pfeffer | Nach Belieben

* 471 kcal

* 3,5 g Kohlenhydrate

* 26,2 g Eiweiß

* 38,3 g Fett

Zubereitung

Die Garnelen schälen, Ingwer schälen und fein hacken und den Knoblauch ebenfalls schälen und fein hacken. Geben Sie für die Marinade 3 Esslöffel Olivenöl in eine Schüssel und vermischen Sie es Kurkuma, Salz und Pfeffer.

Zitrone auspressen, Schale abreiben und der Masse unterrühren. Die Garnelen werden in eine Schüssel gegeben und für einige Minuten ziehen gelassen. Erhitzen Sie nun 1 Esslöffel Olivenöl in einer Pfanne und braten Sie die Garnelen in dieser auf beiden Seiten gut an. Zum Schluss nur noch die Garnelen auf Spieße stecken und fertig.

Avocado-Kräuter-Wrap

Menge: *1 Portion*

Gesamtzeit: *15 Minuten*

Zutaten

Eier | 2

Hüttenkäse | 60 Gramm

Milch | 20 Milliliter

Schnittlauch | 2 Gramm

Avocado | 1/2

Petersilie | 2 Gramm

Rapsöl | 1 Teelöffel

Zitronensaft | 1 Teelöffel

Salz und Pfeffer | Nach Belieben

◆ 427 kcal

◆ 7,3 g Kohlenhydrate

◆ 21,8 g Eiweiß

◆ 32,4 g Fett

Zubereitung

Eier und Milch miteinander verquirlen und mit
Salz und Pfeffer würzen. Die Kräuter waschen,
hacken, dazugeben und umrühren. Erhitzen
Sie das Rapsöl in einer Pfanne und geben Sie
die Eier-Milch-Mischung hinein. Bei mittlerer
Hitze stocken lassen und anschließend
vorsichtig aus der Pfanne nehmen. Der
Hüttenkäse wird mit dem Zitronensaft und
etwas Salz und Pfeffer vermischt. Diesen nun
gleichmäßig auf dem Omelett verteilen. Die
Avocado schälen, entkernen und in Streifen
schneiden. Danach mittig auf das Omelett

legen. Dieses zum Schluss einrollen und
halbieren. Fertig!

Thunfischsalat mit Ei

Menge: *1 Portion*

Gesamtzeit: *10 Minuten*

Zutaten

Salatherzen | 170 Gramm

Zwiebel | 40 Gramm

Kirschtomaten | 50 Gramm

Ei | Anzahl 1

Oliven | 30 Gramm

Thunfisch in Eigensaft | 150 Gramm

Balsamico | 1 Esslöffel

Senf | 1 Teelöffel

Olivenöl | 1,5 Esslöffel

Wasser | 1 Esslöffel

Xucker Light | 1 Teelöffel

Salz und Pfeffer | Nach Belieben

- 452 kcal

- 1,5 g Kohlenhydrate

- 42,7 g Eiweiß

- 25,7 g Fett

Zubereitung

Zunächst das Ei für etwa 10 Minuten hart kochen, abgießen und abkühlen lassen. Den Salat und die Tomaten waschen. Der Salat wird und in Scheiben geschnitten und die Tomaten werden halbiert. Die Zwiebel grob hacken und die Oliven in Ringe schneiden. Richten Sie den Salat zusammen mit den

Zwiebeln, den Tomaten und den Oliven auf einem Teller an.

Den Thunfisch abtropfen lassen und anschließend zum Salat geben. Verrühren Sie für das Dressing Senf, Xucker, Balsamico, Olivenöl und 1 Esslöffel Wasser miteinander und würzen Sie mit Salz und Pfeffer. Nun können Sie das Dressing über den Salat geben. Fertig!

Zucchininudeln

Menge: *1 Portion*

Gesamtzeit: *15 Minuten*

Zutaten

Zucchini | 1

Avocado | 1/2

Olivenöl | 1 Esslöffel

Hanföl | 1 ½ Esslöffel

Knoblauch | ½ Zehe

Hanfsamen | ½ Esslöffel

Petersilie | ½ Bund

Zitronensaft | ½ Teelöffel

Parmesan | ½ Esslöffel

Cherrytomaten | ½ Handvoll

Salz und Pfeffer | Nach Belieben

◆ 487 kcal

◆ 10 g Kohlenhydrate

◆ 10 g Eiweiß

◆ 41 g Fett

Zubereitung

Die Zucchini mit einem Spiralschneider schneiden. Ein Esslöffel Olivenöl in einer Pfanne erhitzen, die Zucchini darin kurz anschwitzen lassen und salzen. Erhitzen Sie in einer zweiten Pfanne ebenfalls Olivenöl und braten Sie darin die Tomaten.

Der Knoblauch und die Avocado werden grob gehackt und zusammen mit dem Zitronensaft, der Petersilie, dem Hanföl und den Hanfsamen in einem Mixer püriert. Anschließend mit etwas Salz und Pfeffer abschmecken. Das wird jetzt zu den Zucchini in die Pfanne gegeben und alles wird gut miteinander vermischt.

Zum Schluss nur noch zusammen mit dem Parmesan, den Tomaten und der Petersilie anrichten.

Spezielle Informationen

Wenn es mal schnell gehen muss, einfach die Zucchini und die Tomaten gleich in eine Pfanne geben und zusammen anschwitzen bzw. braten.

Noodle Bowl

Menge: *1 Portion*

Gesamtzeit: *25 Minuten*

Zutaten

Low-Carb Fettuccine | 100 Gramm

Salz | Nach Belieben

Gambas | 3

Siracha Sauce | ¼ Esslöffel

Hanföl | ½ Esslöffel

Flohsamenschalen | 1 Esslöffel

Paprika | 1/4

Karotte | 1/2

Salatgurke | ¼

Knoblauch | ½ Zehe

Avocado | ¼

Fischsauce | 1 Esslöffel

Ingwer | 0,5 cm

Siracha | ½ Teelöffel

Reisessig | ½ Esslöffel

Basilikum | ½ Bund

Limette | 1/4

Minze | ½ Bund

- 374 kcal

- 15 g Kohlenhydrate

- 44 g Eiweiß

- 11 g Fett

Zubereitung

Spülen Sie das Fettuccine gut ab und lassen
Sie es für 3 Minuten kochen. Trocknen Sie die
Gambas und mischen Sie das Siracha mit
einer Prise Salz.

Marinieren Sie die Gambas im Siracha und wälzen Sie sie in Flohsamenschalen. Erhitzen Sie das Hanföl in einer Pfanne und braten Sie die Gambas darin bei mittlerer Hitze an.

Paprika, Karotte und Gurke in dünne Scheiben schneiden und beiseite stellen. Reiben Sie für das Dressing den Knoblauch und den Ingwer fein und geben Sie danach Siracha, Reisessig und die Fischsauce hinzu.

Die Nudeln mit dem Dressing und dem Gemüse vermengen. Hacken Sie zum Schluss das Basilikum und die Minze klein und servieren Sie sie zusammen mit den Noodels.

Salat mit Avocado und Rinderstreifen

Menge: *1 Portion*

Gesamtzeit: *20 Minuten*

Zutaten

Römersalat | 1 Köpfchen

Rindfleisch | 100 Gramm

Avocado | ½

Olivenöl | 1,5 Esslöffel

Senf | 1/2 Teelöffel

Joghurt | 1 Esslöffel

Salz und Pfeffer | Nach Belieben

Dill | Nach Belieben

- 321 kcal

- 8 g Kohlenhydrate

- 6 g Eiweiß

- 28 g Fett

Zubereitung

Den Salat waschen, trocknen und in Streifen
schneiden. Geben Sie den Salat und das
Fleisch zusammen in eine Schüssel.
Vermischen Sie für das Dressing Joghurt,
Senf, Olivenöl, Salz und Pfeffer in einer Tasse.
Die Avocado halbieren, entkernen und aus der
Schale lösen.

Danach wird sie in Streifen geschnitten und in
eine Schüssel gegeben. Zum Schluss alles
zusammen mit dem Dressing vermischen und
etwas Dill dazugeben. Fertig!

Frittata mit Avocado

Menge: *1 Portion*

Gesamtzeit: *20 Minuten*

Zutaten

Eier | 4

Avocado | 1/2

Milch | 1 Esslöffel

Kirschtomaten | 5

Frühlingszwiebel | 1 Stange

Olivenöl | 1 Esslöffel

Feta | 60 Gramm

Salz und Pfeffer | Nach Belieben

* 620 kcal

* 12,1 g Kohlenhydrate

* 32,2 g Eiweiß

* 47,7 g Fett

Zubereitung

Die Eier mit der Milch verquirlen und mit Salz und Pfeffer würzen. Die Tomaten waschen, entkernen und in Stücke schneiden, die Frühlingszwiebel waschen und in Ringe schneiden. Die Avocado wird halbiert, entkernt und in Scheiben geschnitten. Erhitzen Sie Öl in einer Pfanne. Geben Sie nun die Ei-Masse hinein und lassen Sie sie für 3-4 Minuten stocken. Als Nächstes werden die Tomaten und die Frühlingszwiebel ebenfalls hinzugefügt und für weitere 5 Minuten gegart.

Verteilen Sie die Avocado auf dem Frittata und geben sie etwas Feta darüber. Jetzt einen

Deckel auf die Pfanne legen und nochmals für
5 Minuten garen lassen. Zum Schluss noch
einmal mit etwas Pfeffer und falls gewollt Salz
würzen. Fertig!

Sesam-Käse-Ecken mit Salat

Menge: *1 Portion*

Gesamtzeit: *15 Minuten*

Zutaten

Camembert | 50 Gramm

Sesam | 30 Gramm

Feldsalat | 150 Gramm

Ei | Anzahl 1

Mandeln (gemahlen) | 30 Gramm

Olivenöl | 1 Teelöffel

Rapsöl | 1 Esslöffel

Balsamico-Essig | 1 Esslöffel

Orangensaft | 1 Esslöffel

Senf | 1 Teelöffel

Honig | 1 Teelöffel

Salz und Pfeffer | Nach Belieben

- 748 kcal

- 15,5 g Kohlenhydrate

- 31,5 g Eiweiß

- 60,6 g Fett

Zubereitung

Waschen Sie den Salat und lassen Sie ihn abtropfen. Verrühren Sie für das Dressing Orangensaft, Olivenöl, Honig, Balsamico und Senf miteinander.

Anschließend mit Salz und Pfeffer abschmecken. Der Camembert wird in

Scheiben geschnitten. Das Ei verquirlen, mit Salz und Pfeffer würzen und auf einen Teller geben. Verteilen Sie Sesam und Mandeln auf 2 Tellern.

Nun den Käse erst in dem Ei und dann in den Mandeln wenden, anschließend erneut durch das Ei ziehen und in den Sesamkörnern wenden. Erhitzen Sie das ´Rapsöl in einer Pfanne und braten Sie den Käse bei mittlerer Hitze auf beiden Seiten an, bis er goldbraun geworden ist. Nun alles zusammen servieren.

Feta-Spinatsuppe

Menge: *1 Portion*

Gesamtzeit: *20 Minuten*

Zutaten

Gefrorener Blattspinat | 300 Gramm

Knoblauch | 1 Zehe

Zwiebel | 30 Gramm

Gemüsebrühe | 200 Milliliter

Lauchzwiebel | 20 Gramm

Feta | 30 Gramm

Kochsahne | 50 Milliliter

Salatkörner- Mix | 20 Gramm

Olivenöl | 1 Teelöffel

Salz und Pfeffer | Nach Belieben

- 449 kcal

- 10,8 g Kohlenhydrate

- 19,3 g Eiweiß

- 29,7 g Fett

Zubereitung

Hacken Sie die Zwiebel und den Knoblauch. Olivenöl in einer Pfanne erhitzen und den Knoblauch zusammen mit den Zwiebeln darin andünsten. Gemüsebrühe angießen und aufkochen.

Geben Sie den gefrorenen Blattspinat in einen Topf und lassen Sie ihn für 10 Minuten leicht köcheln. Nun den Spinat mit einem Stabmixer pürieren, Sahne einrühren und nochmals kurz aufkochen lassen. Anschließend mit Salz und Pfeffer abschmecken.

Zerbröseln und hacken Sie die Lauchzwiebel und den Feta und geben Sie beides zur Suppe.

Jetzt nur noch mit den Salatkörnern garnieren
und anrichten.

119

Omelett mit Brokkoli

Menge: *1 Portion*

Gesamtzeit: *15 Minuten*

Zutaten

Brokkoli | 100 Gramm

Zwiebel | 30 Gramm

Knoblauch | 1 Zehe

Lauchzwiebel | 20 Gramm

Sahne | 50 Milliliter

Eier | 3

Olivenöl | 1 Esslöffel

Geriebener Emmentaler | 20 Gramm

Salz und Pfeffer | Nach Belieben

- 521 kcal

- 12,3 g Kohlenhydrate

- 31,1 g Eiweiß

- 37,9 g Fett

Zubereitung

Den Brokkoli putzen, in Röschen zerteilen und in kochendem Salzwasser etwa 5 Minuten bissfest garen. Anschließend abgießen und beiseite stellen. Eier und Sahne verquirlen und mit Salz und Pfeffer würzen. Lauchzwiebel, Knoblauch und Zwiebel hacken. Erhitzen Sie Öl in einer Pfanne und braten Sie den Brokkoli zusammen mit der Zwiebel, dem Knoblauch und der Lauchzwiebel kurz an.

Nun die Eiersahne darüber gießen und bei mittlerer Temperatur etwa 5 Minuten stocken lassen. Zum Schluss nur noch den Käse auf dem Omelett schmelzen lassen. Fertig!

Tomatensuppe

Menge: *1 Portion*

Gesamtzeit: *15 Minuten*

Zutaten

Rote Zwiebel | 30 Gramm

Kokosmilch | 50 Gramm

Tomaten (gestückelt) | 150 Gramm

Gemüsebrühe | 50 Milliliter

Olivenöl | ½ Esslöffel

Petersilie | 5 Gramm

Salz und Pfeffer | Nach Belieben

◈ 197 kcal

◈ 8,4 g Kohlenhydrate

◈ 3,6 g Eiweiß

◈ 15,8 g Fett

Zubereitung

Schälen Sie die Zwiebel und würfeln Sie sie fein. Erhitzen Sie Olivenöl in einem Topf und dünsten Sie die Zwiebel in diesem für etwa 2 Minuten an. Gemüsebrühe, Tomaten und Kokosmilch ebenfalls in den Topf geben, mit Salz und Pfeffer würzen und für weiter 10 Minuten köcheln lassen. Den Topf nun vom Herd nehmen und seinen Inhalt pürieren. Die Petersilie, waschen, hacken und in die Suppe rühren. Fertig!

Gemüsenudeln in Salat

Menge: *1 Portion*

Gesamtzeit: *10 Minuten*

Zutaten

Zucchini | 250 Gramm

Paprika | 1 Schote

Karotten | 360 Gramm

Mandelcreme | 25 Gramm

Frühlingszwiebeln | 2 Stangen

Sojasoße | 1 Esslöffel

Sesamöl | 1 Esslöffel

Ingwer (gehackt) | 1 Esslöffel

Xucker | 1 Teelöffel

Minze | Nach Belieben

Sesam | Nach Belieben

Koriander | Nach Belieben

◆ 425 kcal

◆ 27 g Kohlenhydrate

◆ 13 g Eiweiß

◆ 27 g Fett

Zubereitung

Gemüse waschen, entkernen und falls nötig schälen. Karotten, Paprika und Zucchini mit einem Spiralschneider zu Gemüsenudeln verarbeiten. Ingwer schälen und klein hacken, Frühlingszwiebeln waschen und klein schneiden. Geben Sie die Mandelcreme in eine Salatschüssel. Sesamöl, Ingwer und Sojasoße dazugeben.

Geben Sie den Xucker dazu und mischen Sie alles gut durch. Die Frühlingszwiebeln und die

Gemüsenudeln ebenfalls dazugeben und nochmal gut durchmischen.

Zum Schluss alles zusammen in eine schale geben und dem Koriander, dem Sesam und der Minze garnieren.

Spezielle Informationen

Als Ersatz für den Xucker können Sie auch Honig nehmen.

Haftungsausschluss und Impressum

Der Inhalt dieses Buches wurde mit sehr großer Sorgfalt
erstellt und geprüft.
Für die Richtigkeit, Vollständigkeit und Aktualität des
geschriebenen kann jedoch keine
Garantie gewährleistet werden.

Sowie auch nicht für Erfolg oder Misserfolg bei der
Anwendung des gelesenen.
Der Inhalt des Buches spiegelt die persönliche Meinung
und Erfahrung des Autors wider.
Der Inhalt sollte so ausgelegt werden, dass er dem
Unterhaltungszweck dient.
Er sollte nicht mit medizinischer Hilfe verwechselt
werden.

Juristische Verantwortung oder Haftung für
kontraproduktive Ausführung oder falsches
Interpretieren von Text und Inhalt wird nicht
übernommen.

Impressum
Autor: Julia Kraft
vertreten durch:
Markus Kober
Kreuzerwasenstraße 1
71088 Holzgerlingen

markus.kkober@gmail.com

Alle Bilder und Texte dieses Buchs sind urheberrechtlich
geschützt.
Ohne explizite Erlaubnis des Herausgebers, Urhebers
und Rechteinhabers
sind die Rechte vor Vervielfältigung und Nutzung dritter
geschützt.

www.ingramcontent.com/pod-product-compliance
Lightning Source LLC
Chambersburg PA
CBHW051105250726

48656CB00001B/490